DU TRAITEMENT

DES

DÉVIATIONS DE LA COLONNE VERTÉBRALE

PAR

LE DR J. T. C. PRAVAZ

LICENCIÉ ÈS SCIENCES,
ANCIEN INTERNE DES HOPITAUX ET LAURÉAT DE L'ÉCOLE DE MÉDECINE DE LYON,
ANCIEN PRÉSIDENT DE LA SOCIÉTÉ DES SCIENCES MÉDICALES
DE LA MÊME VILLE,
MEMBRE CORRESPONDANT ET LAURÉAT DE LA SOCIÉTÉ MÉDICO-CHIRURGICALE D'AMSTERDAM,
MEMBRE CORRESPONDANT DE LA SOCIÉTÉ DE MÉDECINE DE PARIS,
DE LA SOCIÉTÉ PHYSICO-MÉDICALE DE MOSCOU, DE LA SOCIÉTÉ MÉDICALE DE GENÈVE,
DES SOCIÉTÉS NATIONALES DE MÉDECINE DE LYON ET DE MARSEILLE,
DE LA SOCIÉTÉ DE MÉDECINE ET DE CHIRURGIE PRATIQUES DE MONTPELLIER,
DES SOCIÉTÉS DE MÉDECINE
DU DÉPARTEMENT DU NORD, DE CHAMBÉRY, CLERMONT, GRENOBLE,
SAINT-ÉTIENNE ET NANCY,

DIRECTEUR DE L'INSTITUT ORTHOPÉDIQUE DE LYON

Mémoire lu à la Société de chirurgie, dans sa séance du 18 février 1874

LYON

IMPRIMERIE PITRAT AINÉ

4, RUE GENTIL

1875

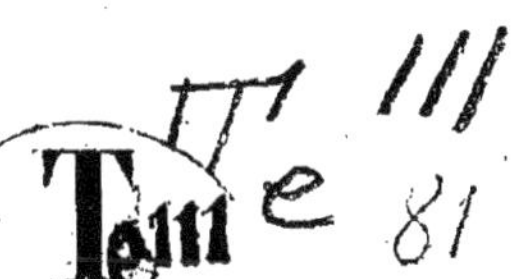

DU TRAITEMENT

DES

DÉVIATIONS DE LA COLONNE VERTÉBRALE

Parmi les questions de thérapeutique chirurgicale agitées à notre époque, il en est peu sur lesquelles la science et la pratique soient moins fixées que celle du traitement rationnel des déviations rachidiennes. Tour à tour ballottée entre les prétentions exagérées des mécaniciens et des gymnasiarques, l'opinion du plus grand nombre des médecins flotte indécise au milieu d'affirmations contradictoires et, la plupart du temps, le traitement de ces affections est laissé aux soins d'hommes généralement aussi étrangers à l'art qu'à la profession.

Cet abandon d'une branche de la chirurgie, dont l'importance tend sans cesse à s'accroître par la fréquence de plus en plus grande des difformités, est à la fois aussi préjudiciable aux malades qu'à la dignité de l'art et tient, en grande partie, à ce que des idées exactes sur le mode d'action et la valeur des moyens mis en usage par l'orthopédie ne sont encore que très-incomplétement répandues.

Frappé des inconvénients qui résultent de cet *isolement de l'art dans l'art*, suivant la juste expression de Malgaigne, nous avons pensé qu'il serait utile d'exposer, en les soumettant à une critique raisonnée, les différents moyens qu'emploie l'orthopédie dans le traitement des déviations de la colonne vertébrale, et qu'une pratique de cette branche de la chirurgie, pendant plusieurs années, nous a mis à même d'expérimenter chaque jour.

Les déviations du rachis que l'on désigne scientifiquement sous les noms assez barbares de *scoliose, cyphose* ou *lordose*, suivant que l'inflexion se produit *latéralement, d'arrière en avant* ou *d'avant en arrière*, reconnaissent des causes variées qui peuvent néanmoins se ramener à deux principales, *défaut d'harmonie dans l'action musculaire, lésion de nutrition du système osseux.*

Nous allons examiner brièvement la part qui doit être faite à ces deux ordres de causes.

L'idée que l'action musculaire intervient comme cause principale dans le développement des courbures pathologiques de la colonne vertébrale est celle qui réunit le plus de partisans, soit parmi les médecins, soit surtout parmi le vulgaire.

Nous ne voulons pas contester l'influence du défaut d'équilibration dans l'action musculaire, surtout en ce qui concerne les formes de déviations désignées sous les noms de *cyphose* et de *lordose*. Tantôt, en effet, le sujet, en écrivant ou en se livrant à un travail manuel, adopte une attitude vicieuse dont la répétition peut finir par amener la dépression permanente des disques intervertébraux et des corps des vertèbres, en répartissant inégalement la charge sur leurs deux moitiés latérales ou antéro-postérieures ; tantôt le même résultat est produit par la paralysie ou la contracture de certains muscles. Mais il faut bien reconnaître que ces causes agissent beaucoup moins fréquemment qu'on ne le croît généralement. La plupart des parents attribuent une grande importance, comme cause des déformations rachidiennes, à ce qu'ils nomment un *mauvais maintien*, mais le plus souvent on arrive, en examinant avec attention les antécédents, à constater soit des influences héréditaires, soit un affaiblissement de la constitution survenu, en général, à l'époque de la puberté et qui, s'étant produit lentement, n'a attiré que tardivement l'attention.

Ce qui prouve bien, du reste, que les attitudes n'ont pas toute l'influence qu'on est disposé à leur attribuer, c'est la rareté relative des déviations de la taille chez les sujets qui offrent un raccourcissement de l'un des membres inférieurs à la suite d'une coxalgie, d'une luxation congénitale et unilatérale du fémur, ou d'une atrophie paralytique. Ce raccourcissement, parfois considérable, oblige la colonne vertébrale à s'incliner latéralement dans une attitude forcée pour rétablir l'équilibre détruit, et à décrire une courbure dont la convexité regarde le membre le plus court ; et cependant, le plus souvent, la rectitude du rachis reparaît dès que le sujet se trouve dans des conditions statiques différentes. Ce n'est qu'exceptionnellement et chez les sujets débiles, dont le squelette n'offre pas une solidité suffisante pour résister à cette surcharge momentanée sur l'une des deux moitiés latérales des vertèbres, que l'on voit se produire des difformités permanentes.

Nous sommes donc obligés de chercher ailleurs la cause la plus générale des déviations rachidiennes. Si l'on considère, en effet, l'influence de l'hérédité et le siége qu'occupe ordinairement la courbure primitive dans la scoliose, il nous paraît difficile de repousser l'idée d'une lésion osseuse, tantôt due au rachitisme proprement dit, tantôt distincte du rachitisme vrai, qu'on ne rencontre que dans la première enfance, mais offrant cependant avec lui une certaine analogie et qui a été désignée sous le nom de *rachitisme spinal*. Il serait en réalité, d'une part, assez difficile d'invoquer l'hérédité des attitudes, et, d'autre part, il est assez remarquable que la courbure pathologique du rachis débute, en général, primitivement au niveau de la courbure qui existe normalement de la troisième à la cinquième vertèbre dorsale, région de l'épine qui présente le moins de mobilité et offre le moins de prise à l'action musculaire. Nous admettons donc comme la plus rationnelle, et comme expliquant le plus grand nombre de faits, l'opinion de M. Bouvier, qui attribue la généralité des déviations de la taille, et spécialement des scolioses, à un défaut de plasticité du rachis qui, perdant de sa résistance, céderait au niveau de sa courbure normale, devenue l'origine de ses courbures pathologiques.

Les idées différentes que se sont formées les orthopédistes de l'étiologie des déviations rachidiennes ont dû naturellement avoir une influence très-grande sur leur thérapeutique. Pour ceux qui admettent que le défaut d'harmonie de l'action musculaire est la principale cause des inflexions pathologiques de l'épine, un seul ordre de moyens a paru rationnel, *l'exercice musculaire*, destiné soit à faire agir les muscles antagonistes, soit à fortifier les muscles réputés affaiblis. Les partisans d'une modification de nutrition du tissu osseux ont, au contraire, réduit dans une large part le rôle de la gymnastique qu'ils ont été même quelquefois jusqu'à proscrire, et ont, par contre, donné la première place dans le traitement *aux agents mécaniques* secondés par l'emploi des toniques tirés de l'hygiène et de la pharmacologie.

Pour nous, qui croyons que la vérité est entre ces deux opinions extrêmes, et que les diverses causes que nous avons examinées plus haut peuvent intervenir, soit isolément, soit en se combinant entré elles, nous pensons que ces deux médications ne sont pas exclusives l'une de l'autre, et que, si dans la plupart des cas où il existe une déformation osseuse permanente l'emploi des moyens mécaniques devient indispensable, la gymnastique n'en a pas moins une grande valeur, surtout au début, soit pour régulariser l'action musculaire, soit comme modificateur de la santé générale.

Nous allons donc passer successivement en revue les différents moyens qu'offre l'orthopédie au point de vue des déformations du rachis, en cherchant à faire la part de chacun d'eux, et nous commencerons par la gymnastique.

Gymnastique. — Le rôle de la gymnastique est plus complexe qu'il ne le paraît au premier abord; car l'exercice musculaire agit à la fois comme modificateur de la santé générale et comme agent orthopédique proprement dit. C'est pour n'avoir pas suffisamment distingué chacun de ces modes d'action que les auteurs ont été amenés à apprécier d'une manière si diverse l'efficacité de la gymnastique.

En sollicitant l'action musculaire, la gymnastique favorise dans l'épaisseur des tissus l'acte de désassimilation, phénomène qui se traduit au dehors par une exhalation plus considérable d'acide carbonique, par la sécrétion d'une plus grande quantité d'urée et par l'augmentation de l'appétit. D'autre part, la circulation et la respiration s'accélèrent, et l'oxygène, absorbé en plus grande quantité, vient à son tour vivifier d'une manière plus active les matériaux qui doivent servir à la nutrition des tissus. Il se produit donc, par cet enchaînement d'actions, un véritable *entraînement* de l'économie, assez semblable à celui que mettaient en usage les médecins méthodistes, et que Coelius Aurelianus a préconisé par ces paroles : *Recorporativis utendum curationibus quo reformata corpora, vel, ut, ita dixerim, resectis vitiosis carnibus ac renascentibus novis reparata, ad memoriam redeant sanitatis.*

On ne peut donc contester que la gymnastique, en général, ne soit un des agents les plus utiles de l'orthomorphie, en faisant végéter vigoureusement l'organisme et en fournissant ainsi un *substratum* bien préparé à l'action des autres moyens de traitement.

Mais l'action de la gymnastique comme moyen local, *comme agent orthopédique* proprement dit, est-elle également puissante et répond-elle complétement à l'opinion que s'en font les gymnasiarques? C'est ce que nous allons examiner.

Les muscles qui s'insèrent à la colonne vertébrale se divisent en deux classes ; les uns, muscles *extrinsèques*, prennent seulement sur elle un point d'appui, tels sont le *trapèze*, le *grand dorsal* et le *rhomboïde*, les autres, muscles *intrinsèques*, sont destinés spécialement aux mouvements *sur place* de cet axe osseux. De là, au point de vue de la gymnastique orthopédique, deux sortes d'exercices, suivant que l'on veut mettre en action l'une ou l'autre de ces deux catégories de muscles, et deux écoles, l'une qui s'est attachée spécialement à mettre en jeu les muscles extrinsèques au moyen des points d'appui extérieurs ; l'autre, connue sous le nom d'école de Ling ou d'école suédoise, qui cherche plus particulièrement à faire agir les muscles inrinsèques par des attitudes déterminées.

Les exercices qui mettent en jeu les muscles extrinsèques du rachis sont très-nombreux, mais leur mode d'action est beaucoup moins varié qu'on ne serait tenté de le croire au premier abord. Ils se font pour la plupart au moyen d'échelles, de trapèzes, d'anneaux suspendus, de cordes verticales, de mâts, de perches, etc.

Dans ces divers exercices, le sujet, suspendu par les extrémités supérieures, soulève le poids entier de son corps et met principalement en jeu les muscles trapèze, rhomboïde, grand dorsal, grand dentelé et grand pectoral.

Pour nous rendre compte de l'effet de la contraction de ces différents muscles sur les côtes et sur les courbures de la colonne vertébrale, supposons un sujet atteint de scoliose ambilatérale à convexité dorsale droite, cas le plus ordinaire, suspendu à la barre d'un trapèze et cherchant à se soulever à l'aide des deux bras. Au moment de la contraction, les muscles trapèze, rhomboïde, grand dentelé du *côté droit*, ainsi que la partie supérieure du grand dorsal qui recouvre l'angle inférieur du scapulum, appliquent l'omoplate contre les côtes saillantes et tendent à les redresser en agissant normalement sur leur centre de courbure. Le grand pectoral du *côté gauche* agit de même à l'égard de la saillie des côtes gauches, à la partie antérieure de la poitrine. Le thorax tend donc à devenir plus régulier, et, en se rapprochant de la forme cylindrique, à acquérir son maximum de capacité au grand profit de l'individu. D'un autre côté, la courbure dorsale est attaquée par l'intermédiaire des côtes droites liées solidement aux apophyses transverses, et un des éléments les plus graves de la scoliose, la rotation des vertèbres sur leur axe vertical, est également combattue avec une réelle efficacité, car les apophyses épineuses, qui ont subi un mouvement de rotation de droite à gauche, s'offrent sous un angle moins éloigné de l'angle droit, et, par cela même, plus favorable à l'action du trapèze et du rhomboïde du côté droit qu'à celui des muscles homologues du côté gauche, à cause de la réflexion qu'éprouvent les premiers de ces muscles sur la saillie des côtes droites. De telle sorte que, dans la contraction simultanée des muscles homologues du côté droit et du côté gauche, le maximum de puissance appartient à ceux du côté droit qui tendent à faire exécuter aux vertèbres un mouvement en sens inverse de leur rotation pathologique. La suspension, en supprimant l'action de la pesanteur dans une grande partie du rachis, favorise notablement le mouvement que peuvent exécuter les vertèbres les unes sur les autres et devient, par elle-même, un agent de redressement en distendant le côté concave des courbures.

Dans les scolioses à courbure lombaire prédominante, les fibres moyennes et inférieures du grand dorsal du côté de la convexité sont appelées à remplir, quoique avec moins d'efficacité, à l'égard de la saillie des côtes inférieures et de la courbure dorso-lombaire, le même rôle que le trapèze, le rhomboïde et le grand dentelé remplissent à l'égard de la courbure dorsale prédominante.

Par les raisons que nous venons d'exposer, on voit que les exercices avec suspension par les bras, et qui mettent en action les muscles extrinsèques de la colonne vertébrale, doivent jouer un rôle assez important dans le traitement des déviations rachidiennes et en particulier de la scoliose. Ils offrent, en effet, l'avantage : 1º de supprimer, au moins dans une partie du rachis, l'action de la pesanteur, cause de l'aggravation des courbures ; 2º de produire, par le poids du bassin et des membres inférieurs, une sorte d'extension qui rend plus facile le jeu des vertèbres les unes sur les autres ; 3º de favoriser le redressement des courbures pathologiques par l'action qu'exercent sur les côtes les muscles extrinsèques ; 4º enfin de régulariser la forme du thorax et d'agrandir sa capacité si fortement réduite dans certains cas.

Dans les exercices par lesquels on sent mettre en jeu les muscles *intrinsèques* du rachis, on cherche à incliner cette tige osseuse en sens inverse de ses courbures pathologiques en excitant, par des *attitudes particulières*, la contraction des muscles qui prennent leur point d'appui sur le bassin et vont, de là, s'insérer aux côtes, aux apophyses transverses et aux apophyses épineuses.

L'école de gymnastique, connue sous le nom *d'école suédoise* ou d'école de Ling, a cherché à déterminer rigoureusement les exercices propres à mettre en action les muscles intrinsèques du rachis et a donné, pour les principales formes de déviations de l'épine, des sortes de formules de mouvements applicables aux différents cas.

Voici, d'après Behrend, la formule des exercices propres à combattre la scoliose à convexité dorsale droite, forme qui se présente le plus souvent dans la pratique :

1º Tension des muscles à gauche, précédée de rotation à droite.

2º Flexion du bras gauche sous le sein gauche, pression à droite sur le dos.

3º Flexion en arrière de la tête avec extension à gauche (résistance du gymnaste), accompagnée de traction du bras gauche.

4º Flexion et tension après une traction à droite.

5º Bras étendu à droite, flexion en arrière après une traction à droite.

6º Extension à gauche, angle à droite, flexion du dos en arrière avec position oblique du côté gauche (résistance du gymnaste), pressions sur la tête, le côté gauche, la main et l'épaule droite.

7º Extension à gauche, angle à droite, traction à gauche avec appui de la hanche du côté droit (résistance du malade).

8º Flexion à gauche avec jambes écartées, sacrum appuyé, angle à droite, extension à gauche (résistance du gymnaste), pression du bras gauche en même temps.

9º Repos à gauche, angle à droite, rotation du tronc, côté gauche obliquement élevé.

10º Extension à gauche, tension de la poitrine à droite (résistance du malade).

11º Traction du bassin à droite (résistance du malade), angle à droite.

12º Abaissement du bras gauche.

13º Élévation de la jambe droite horizontale et tendue.

14º Attitude fléchie en arrière et à droite.

15º Rotation sur un plan horizontal, côté gauche tendu, en même temps tractions du bras gauche.

16º Élévation de l'épaule gauche, flexion à droite.

Si l'on dégage cette formule de la phraséologie qui en recouvre l'obscurité, on voit que, sous l'apparence d'une grande complication, ces mouvements se réduisent, pour la plus grande partie, à des *attitudes* qui ont pour but de mettre en action les muscles sacro-lombaire, long dorsal et transversaire épineux. On ne peut guère, en effet, attribuer une valeur quelconque aux pressions exercées par le gymnaste sur le thorax, ainsi qu'aux tractions opérées sur les membres supérieurs et qui, exécutées suivant la formule, nous paraissent devoir produire un résultat diamétralement opposé au résultat cherché, en augmentant la rotation des vertèbres sur leur axe. Mais il est facile de voir et de démontrer que les partisans exclusifs de la gymnastique suédoise s'exagèrent considérablement la possibilité d'utiliser l'action des muscles intrinsèques du rachis pour le redressement de ses courbures pathologiques et que la réalité est fort loin des promesses de la théorie.

Avant de discuter la formule précédente, supposons un cas plus simple et plus favorable encore à l'application de la gymnastique suédoise, celui d'une courbure lombaire principale, due soit à l'habitude du *hancher*, soit à une inégalité de longueur des membres inférieurs.

Si la courbure est légère et que le rachis offre encore une certaine mobilité (nous montrerons plus tard pourquoi nous faisons cette double restriction), la première indication à remplir consiste à changer le rapport de longueur des membres inférieurs ou à rétablir l'horizontalité du bassin en forçant le sujet à s'incliner du côté opposé. Le sujet se hanchant du côté droit, par exemple, ou le membre inférieur gauche offrant un notable raccourcissement, il est formellement indiqué, dans ce dernier cas, d'adapter à la chaussure du pied gauche un talon plus élevé et de provoquer, dans le premier cas, la contraction des muscles de la masse commune du côté gauche, en forçant le sujet à se tenir en équilibre sur le pied du même côté, posé sur un dé en bois légèrement élevé au-dessus du sol. Pour ramener à gauche le centre de gravité porté à droite, le sujet devra alors contracter instinctivement les muscles rachidiens du côté gauche, et ces moyens bien simples peuvent, dans quelques cas, avoir une réelle valeur et arrêter le développement d'une scoliose commençante.

Mais il n'en est plus de même dans les cas où la courbure du rachis est considérable et où les disques intervertébraux et les corps des vertèbres situées au niveau de la courbure lombaire présentent, dans leurs deux moitiés latérales, une différence de hauteur très-sensible. Lorsque, par les moyens dont nous venons de parler, on cherche à modifier les conditions de l'équilibre, l'élément *difformité* peut diminuer sensiblement dans certains cas, mais l'élément *déformation* n'est que très-peu modifié; en d'autres termes, on *agit en changeant la direction de la corde de l'arc formé par les vertèbres, mais l'arc lui-même ne subit que peu ou point de redressement*. La raison en est extrêmement simple. En effet, lorsque les muscles spinaux agissent pour incliner le centre de gravité à gauche, comme dans le cas que nous avons supposé, ils commencent par produire dans ce sens un certain degré d'inclinaison des vertèbres les unes sur les autres ; mais ce mouvement d'inclinaison est promptement limité à la fois par la résistance de la moitié gauche des disques intervertébraux arrivés à leur limite de compressibilité et par la résistance des ligaments raccourcis du côté concave. La colonne vertébrale devient alors rigide au niveau de la courbure, et les muscles, continuant à agir, l'entraînent en *totalité* et la font basculer au point où elle offre le plus de mobilité, soit au-dessus, soit au-dessous de la courbure lombaire. La *corde de l'arc*, d'oblique qu'elle était de bas en haut et de gauche à droite, devient donc plus ou moins verticale, mais l'*arc* lui-même n'est que peu ou point modifié dans sa forme.

La rotation des vertèbres sur leur axe vertical est encore un obstacle au rédressement de l'arc des courbures, parce que l'angle, sous lequel se présentent les leviers représentés par les apophyses, n'est plus le même qu'à l'état normal et, de plus, parce que la flexion latérale doit être précédée d'un mouvement de rotation sur l'axe vertical qui, par suite des *surfaces gauches* que présentent les faces supérieures et inférieures des vertèbres déformées, devient sinon impossible, du moins très-incomplet si la déviation a déjà acquis un certain degré de développement.

Ce que nous venons de dire du peu d'efficacité des exercices qui mettent en jeu les muscles intrinsèques du rachis pour le redressement des courbures lombaires, cas le plus favorable, peut s'appliquer à bien plus forte raison aux courbures sigmoïdes.

Supposons, par exemple, le cas d'une déviation *ambilatérale* avec courbure dorsale tournée à droite, cas auquel se rapporte la formule que nous avons reproduite plus haut. Si l'on cherche à faire contracter les faisceaux transversaires du long dorsal droit qui vont s'insérer aux apophyses transverses des vertèbres situées au niveau de la courbure dorsale, non-seulement on ne pourra produire, la plupart du temps, comme nous l'avons démontré, qu'un mouvement de bascule de la corde de l'arc dorsal sans redressement réel de ce même arc, et cela d'autant plus, qu'à cette région les vertèbres ne jouissent à l'état normal que de mouvements peu étendus, mais encore, ces faisceaux formant la corde de l'arc lombaire, leur contraction augmentera inévitablement cette courbure.

On a essayé aussi de remédier par certains mouvements à la rotation des vertèbres sur leur axe vertical, mais on se heurte contre la même difficulté. Le rachis tourne dans les points où il offre le plus de mobilité, mais les vertèbres qui occupent les courbures et particulièrement le centre de ces courbures ne subissent que peu ou point de déplacement, les unes par rapport aux autres.

En résumé, les exercices destinés à provoquer l'action des muscles intrinsèques du rachis ne peuvent avoir qu'une utilité très-limitée, excepté, et jusqu'à un certain degré, pour les courbures lombaires principales au début, ou pour les courbures uniques antéro-postérieures qui caractérisent la cyphose, dernier cas surtout où la contraction synergique des muscles de la masse commune des deux côtés de la colonne vertébrale s'exerce dans des conditions d'action réellement favorables. Dans les autres formes de déviations du rachis, le peu de mobilité de la région dorsale, le mode de distribution des faisceaux musculaires destinés à la flexion latérale, l'exagération de la courbure lombaire qui résulte de leur action s'opposent au redressement des courbures *dorsales* du rachis par les exercices qui mettent en jeu les muscles intrinsèques. L'art orthopédique se trouve ici en face d'une sorte de *postulatum*, et nous croyons que, dans ce cas, les seuls exercices avec point d'appui extérieur et qui provoquent l'action des muscles extrinsèques peuvent offrir une utilité hors de contestation.

Après avoir discuté la question du genre et de la nature des exercices applicables avec le plus d'avantages au traitement des difformités du rachis et du thorax, il nous reste maintenant à examiner quelle valeur réelle il faut attribuer à la gymnastique, quel qu'en soit le mode, au point de vue purement orthopédique.

Cette valeur nous paraît devoir être restreinte. D'une part, en effet, nous avons vu que l'action musculaire n'intervient comme cause primitive que beaucoup plus rarement qu'on ne le pense généralement dans l'étiologie des différentes formes d'inflexions pathologiques du rachis, contrairement aux assertions des gymnasiarques et particulièrement des partisans de l'école suédoise. Par conséquent, l'emploi exclusif des exercices musculaires est fondé sur une appréciation erronée et incomplète des causes. D'autre part, en admettant même que le défaut d'harmonie dans l'action des muscles fût la cause principale des déviations de l'épine, comme il se produit nécessairement à la longue une déformation permanente des ligaments, des corps vertébraux et des diverses parties du thorax, il est de toute évidence, indépendamment des raisons que nous avons fait valoir plus haut, qu'un moyen comme la gymnastique, dont l'action est essentiellement intermittente et ne peut s'exercer que pendant un temps très-limité chaque jour, est tout à fait insuffisant, dans la majorité des cas, pour amener *seul* une modification de quelque importance dans la forme du squelette, si cette forme a éprouvé une altération sérieuse. Il est donc alors absolument indiqué d'avoir recours en outre à des moyens capables d'exercer une action plus durable sur les surfaces osseuses, moyens que nous allons étudier.

APPAREILS. — Les indications qu'on se propose de remplir par l'emploi des moyens mécaniques doivent être : 1º de soulager la colonne vertébrale du poids des parties supérieures, cause d'aggravation des courbures ; 2º d'attaquer directement ces courbures en favorisant le développement du rachis du côté de leur concavité et en ralentissant son accroissement du côté de leur convexité ; 3º de remédier au mouvement de torsion des vertèbres sur leur axe ; 4º enfin de modifier la forme plus ou moins altérée du thorax.

Examinons quels sont, parmi les nombreux appareils qui ont été proposés, ceux qui atteignent réellement ce quadruple but.

Considérés au point de vue de leur mode d'action, les appareils peuvent se diviser en deux grandes classes : les appareils dits à *extension* et les appareils dits à *pression latérale ;* chacune de ces classes se subdivisant elle-même en appareils fixes ou horizontaux, et en appareils portatifs ou verticaux.

Dans les appareils à extension, on agit sur le rachis par ses deux extrémités, soit au moyen de courroies fixées à une ceinture et à un collier et terminées par des poids ou par des ressorts de diverses formes, le tronc reposant sur un plan incliné, s'il s'agit d'appareils fixes, soit au moyen de tuteurs en forme de béquilles embrassant l'aisselle, tandis que la contre-extension s'opère par l'intermédiaire d'une ceinture entourant le bassin, s'il s'agit d'appareils portatifs.

Ces divers appareils offrent les inconvénients suivants :

1º L'extension agit assez efficacement sur le côté *concave* des courbures, et cela d'autant plus que le rayon de ces courbures est plus court, mais elle ne déprime que très-faiblement le côté convexe.

2o La partie moyenne des courbures, où se trouvent généralement les vertèbres les plus déformées, échappe en grande partie à l'action des puissances extensives et le redressement porte principalement sur les extrémités de l'arc.

3º Dans les cas de scoliose, l'élément le plus grave de la difformité, la torsion des vertèbres sur leur axe, ne subit aucune modification.

4º La forme du thorax, souvent si gravement altérée, principalement dans la scoliose, et dont les saillies inégales constituent la gibbosité, n'est également que très-peu modifiée.

5º L'extension, s'exerçant sur toute l'étendue du rachis, agit en même temps sur les vertèbres déformées et sur celles qui ne participent pas aux courbures et tend à relâcher leurs moyens d'union.

6º Enfin l'application des puissances extensives se fait de la manière la plus désavantageuse ; car, à mesure que le redressement s'opère, il est nécessaire de développer une force de plus en plus considérable et d'autant plus grande que le rayon des courbures devient lui-même plus grand et que les courbures se rapprochent plus de la ligne droite.

Aux inconvénients qui tiennent au mode de redressement par élongation s'ajoute, dans les appareils portatifs, celui de ne soustraire que très-imparfaitement les faces supérieures et inférieures des vertèbres à l'action de là pesanteur. Les corsets, dits tuteurs, produisent plutôt une demi-suspension qu'une véritable extension. En effet, leur action ne s'exerce pas directement sur le rachis, mais sur l'aisselle, et la mobilité de l'épaule fait que cette action devient à peu près illusoire. Il résulte, de plus, de leur emploi longtemps continué, deux conséquences très-graves : l'affaiblissement des muscles spinaux, qui fait que le sujet arrive à ne pouvoir se passer de soutien, et l'élévation permanente des épaules qui finit par donner au maintien l'aspect le plus disgracieux en lui imprimant un cachet indélébile.

Cependant si, d'une manière générale, les appareils dits à extension doivent être rejetés de la thérapeutique des déviations de l'épine, lorsque la difformité a acquis un certain degré de gravité, ils peuvent, au moins en ce qui concerne les appareils portatifs, rendre quelques services au début, principalement dans les cas de cyphose, chez les sujets débiles, en transmettant au bassin une partie du poids' du corps et en soulageant ainsi le rachis jusqu'à ce que les moyens dynamiques et la gymnastique lui aient donné une résistance süffisante. Il importe seulement d'éviter que l'usage trop prolongé des tuteurs n'affaiblisse les muscles vertébraux en les condamnant à une demi-immobilité. On devra donc suspendre plusieurs fois par jour l'application de ces appareils et s'efforcer, par une médication appropriée, de rendre promptement inutile l'emploi de moyens dont l'efficacité est en somme très-bornée et qui ne sont en réalité que des palliatifs.

Dans les appareils dits à pression latérale, on agit sur les courbures en refoulant le milieu de l'arc, les deux extrémités étant ramenées en sens inverse.

Les appareils portatifs, fondés sur ce principe, se rapprochent de ceux dont nous avons parlé plus haut et consistent en une ceinture munie également de tuteurs latéraux qui soutiennent le tronc par les aisselles pour contrebalancer l'influence de la pesanteur, mais ils portent, en outre, des montants ordinairement placés le long de la colonne vertébrale et qui donnent attache à des plaques métalliques garnies de cuir et destinées à agir sur la convexité des courbures. Dans quelques appareils dits *à levier*, les plaques sont remplacées par des bandes de peau, de toile ou de tissu élastique, qui s'attachent, par une de leurs extrémités, à une tige inclinée du côté concave et située à la partie postérieure de la ceinture, et, par l'autre, soit à un montant spécial placé à la partie antérieure de la ceinture, soit à cette ceinture elle-même. Pour que le tronc ne se porte pas en avant et n'échappe ainsi à l'action des plaques postérieures, quelques mécaniciens ajoutent une plaque qui s'applique sur le devant de la poitrine, du côté opposé à la plaque dorsale, ou une large bande de tissu allant en avant d'un tuteur latéral à l'autre. Les contre-pressions se font au moyen des extrémités supérieure et inférieure du tuteur placé du côté concave de la courbure et au moyen de la résistance qu'oppose la ceinture.

Ces divers appareils, malgré la variété des combinaisons employées et l'ingéniosité des constructeurs, sont loin de répondre à l'idée que l'on se fait théoriquement de leur efficacité. Le but que l'on se propose d'atteindre par leur emploi doit être évidemment d'exercer une pression *normale* à la partie la plus saillante de la gibbosité, pour refouler d'arrière en avant et redresser les côtes dont la courbure est exagérée, en même temps que, par l'intermédiaire de ces arcs osseux, on cherche à agir sur les courbures décrites par le rachis lui-même et sur la torsion des vertèbres sur leur axe. Mais ce résultat n'est pas atteint dans la pratique, car il faudrait, pour que la plaque appliquée contre la gibbosité eût une action réellement sérieuse, que cette plaque trouvât en avant un point d'appui plus directement opposé que le bassin et plus résistant que la moitié antérieure de la poitrine qui fait face diagonalement à la gibbosité. Pour éviter cet inconvénient, on a cherché dans certains appareils, ainsi que nous l'avons dit plus haut, à remédier à la projection du thorax en avant, au moyen de plaques ou de larges bandes qui s'appliquent à la partie antérieure de la poitrine, mais on tombe dans un écueil très-grave, celui de nuire au libre développement de la cavité thoracique. Ces appareils deviennent alors, comme l'a démontré Charles Pravaz, de véritables machines de *constriction* et non de *répulsion*. En outre, comme ils sont destinés à agir dans la position verticale, ils ne peuvent, par l'intermédiaire des tuteurs latéraux, lutter avec assez d'efficacité contre l'action de la pesanteur qui tend à produire l'affaissement du rachis, et l'action des plaques est ainsi neutralisée en grande partie.

Dans les corsets, dits à inclinaison ou à levier, la pression de la courroie de réflexion produit un mouvement de bascule de la ceinture qui rend son action à peu près illusoire. De plus, cette pression s'exerce sur une surface trop étroite et peut même, comme nous l'avons observé, avoir des inconvénients sérieux.

Aussi ne pouvons-nous que nous rallier à l'opinion de Camper, qui, après avoir cherché à démontrer théoriquement le peu de valeur de ces appareils, ajoute en forme de conclusion : *Si huic ratiocinio credere non possis, parentes interroga qui restitutionem suarum filiarum moliti sunt jurgiis, suspensoriis collaribus, laminis metallicis, ferreis thoracibus et similibus num unquam voti compotes facti sunt? Examina eas ipsas filias et monstruosa statura te convincet.*

Les appareils dits à pression latérale, qui agissent dans la position horizontale, sont constitués, d'une manière générale, par un plan incliné, convenablement rembourré, servant de sommier et sur les côtés duquel sont adaptés des montants verticaux qui portent des lames métalliques très-élastiques et garnies de peau ou d'étoffe épaisse. Ces lames, qui font en quelque sorte l'office de mains et sur lesquelles viennent s'appliquer les parties déformées du thorax, sont mobiles à la fois dans les trois dimensions, pour pouvoir s'adapter exactement à la partie du tronc sur lequel elles doivent agir, car leur action doit s'exercer à la fois sur la partie postérieure et latérale des côtes. Des pelotes mobiles, également bien rembourrées, maintiennent la position du sujet en embrassant l'aisselle du côté concave de la courbure dorsale et la hanche qui correspond à la concavité de la courbure lombaire.

Le nombre des plaques ou lames flexibles, destinées à agir sur les courbures, varie suivant la forme de la déviation et le nombre de ces courbures. Quand il existe une courbure unique ou prédominante, on ne met le plus ordinairement qu'une seule plaque. On en met deux, une au niveau de chaque courbure, dans les déviations sigmoïdes où les courbures sont à peu près d'égal rayon [1].

Les appareils horizontaux à pression latérale remplissent seuls les indications que nous avons établies plus haut.

En effet : 1° l'influence de la pesanteur est complétement neutralisée; 2° l'action des plaques sur les courbures s'exerce dans les conditions les plus favorables à leur redressement, le côté concave des courbures subissant une sorte d'extension, tandis que le côté convexe éprouve au contraire une dépression ; 3° la déformation des côtes et la rotation des vertèbres sur leur axe sont attaquées avec une réelle efficacité, le thorax ne pouvant échapper à l'action des plaques contre lesquelles il est appliqué par le poids même du sujet.

Ajoutons aux avantages précédents que l'action mécanique est essentiellement graduée et ne peut exercer aucune influence fâcheuse sur les fonctions organiques. En effet, le propre poids du sujet étant la seule force mise en usage, et cette force étant toujours proportionnelle à l'âge, l'appareil porte en lui-même le régulateur de son action.

Nous croyons donc que, de tous les appareils applicables au traite-

---

[1] Voir la note I.

ment des déviations rachidiennes, les appareils horizontaux à pression latérale sont ceux qui doivent être préférés dans la grande majorité des cas, car ils offrent seuls réunis les avantages d'une complète innocuité d'action et d'une réelle puissance.

Nous venons d'étudier les moyens mécaniques au point de vue technique, il nous reste maintenant à apprécier leur valeur thérapeutique en général.

Cette valeur est indiscutable surtout en ce qui concerne les appareils que nous avons examinés en premier lieu.

En effet, d'une part, il est possible au moyen des appareils de produire sur un point déterminé de l'épine ou du thorax une action localisée, chose à peu près impossible à obtenir au moyen de la gymnastique, qui met en jeu, d'une manière synergique, un certain nombre de muscles, dont on ne peut limiter l'action à telle ou telle partie du rachis. D'autre part, les moyens mécaniques offrent seuls une durée d'action suffisante pour modifier d'une manière permanente les divers éléments des difformités qui se lient aux déviations du rachis.

Si nous faisons maintenant la part des différents moyens d'action dont dispose l'art orthopédique, nous croyons qu'il faut distinguer deux périodes dans le développement des courbures de l'épine. Dans la première, la déviation est d'abord passagère, en quelque sorte rudimentaire. Elle disparaît soit dans le décubitus dorsal, soit lorsque le sujet se suspend par les extrémités supérieures. Dans la seconde, les courbures sont devenues permanentes et ont entraîné une asymétrie du thorax qui constitue la gibbosité.

Les moyens propres à activer la nutrition, tels que l'hydrothérapie, les bains de mer, les eaux minérales, les toniques pharmaceutiques et la gymnastique, peuvent suffire quelquefois à amener le redressement ou tout au moins l'arrêt des courbures lorsqu'il n'existe pas encore de déformation proprement dite et que l'indication à remplir consiste seulement à imprimer un élan vigoureux au développement physique du sujet, et à rétablir l'harmonie de l'action musculaire. Mais il en est autrement en présence d'une déformation confirmée et d'une gibbosité qui a altéré la forme du thorax. Les agents d'entraînement ne peuvent avoir ici qu'une influence reconstituante générale, et la gymnastique, outre l'efficacité restreinte qu'elle possède contre la déformation elle-même, n'a qu'une action trop passagère pour contrebalancer, hors le temps des exercices, l'influence fâcheuse de la pesanteur et de toutes les causes qui tendent à augmenter les courbures. Il nous paraît donc hors de doute que, dans ce dernier cas, il faut de toute nécessité en venir à l'emploi des moyens mécaniques dont l'action est à la fois plus durable et plus capable de modifier l'altération de la forme. Dans une lésion qui, la plupart du temps, est liée à des modifications vitales et mécaniques, se borner à l'emploi de moyens qui ne pourraient combattre qu'un de ces éléments est évidemment peu logique, et les autres agents que l'art possède pour remédier aux difformités rachidiennes ne sont pas suffisamment efficaces pour qu'on puisse se priver de l'emploi des appareils qui, convenablement choisis et appliqués, n'ont aucun des inconvénients dont quelques auteurs se sont plu à les douer.

Après avoir passé en revue les divers moyens curatifs que l'art oppose aux déviations de la colonne vertébrale et en avoir apprécié le rôle respectif, nous croyons devoir dire quelques mots des résultats que l'on peut attendre d'un traitement orthopédique dans les différents cas qui se présentent au praticien.

Cette conclusion de notre travail nous paraît d'autant plus utile que cette question a été généralement assez négligée, d'où l'incertitude dans laquelle se trouve le plus grand nombre des médecins sur le degré de curabilité des courbures de l'épine et la valeur réelle de l'orthopédie.

Les circonstances principales qui influent sur la curabilité des déviations du rachis sont, les unes générales, telles que la cause de la difformité, l'état de santé, la constitution, l'âge du sujet et enfin l'ancienneté de la déformation ; les autres spéciales, telles sont la forme et le siége des courbures.

D'une manière générale, les courbures de l'épine dues au rachitisme vrai présentent une gravité particulière, car ici, les corps vertébraux subissent rapidement des déformations souvent considérables. Il se produit de plus, sous l'influence du rachitisme, indépendamment de la gibbosité, une altération de la forme du thorax tout à fait caractéristique, due à la projection du sternum en avant, et désignée sous le nom de *chicken-breast* ou poitrine de poulet. Il importe donc, dans les cas de déviations de l'épine de cause rachitique, de commencer le traitement de très-bonne heure et avant que le travail de réparation ait consolidé définitivement les diverses parties du squelette dans leur position vicieuse, et ait amené des déformations irréparables.

Ainsi prises au début, les difformités rachitiques peuvent être attaquées avec succès, et nous n'avons pas remarqué, pour notre part, contre l'opinion de quelques auteurs, que le traitement présentât, dans ce cas, plus de difficultés.

Comme circonstance désavantageuse, nous rapprochons du rachitisme l'influence de l'hérédité, qui, ainsi que l'a fait remarquer M. Bouvier, en créant une prédisposition à la désharmonie des actes nutritifs, rend plus rapides et plus profondes les déformations du squelette.

Lorsqu'au contraire les courbures de l'épine sont dues à un simple défaut d'équilibration des puissances musculaires, ou se présentent chez des sujets chez lesquels on ne rencontre aucune des circonstances aggravantes que nous avons signalées plus haut, les chances de succès sont très-grandes, car l'art offre ici de puissants moyens d'action, soit pour rétablir l'harmonie des forces musculaires, soit, par l'entraînement organique du sujet aidé des agents orthopédiques proprement dits, pour provoquer à la fois son développement physique et le redressement des courbures.

Les dyscrasies, et en particulier la chlorose, par les troubles des fonctions digestives dont elles s'accompagnent le plus souvent, rendent le traitement des déviations du rachis plus long et plus difficile, car, ainsi que l'a fait remarquer avec une grande justesse M. Bouvier, « c'est la nutrition qui accomplit seule la restauration des formes, » et les moyens orthopédiques proprement dits « ne font que créer des conditions plus favorables au développement régulier du squelette. »

En ce qui concerne la constitution et le tempérament des sujets atteints de déviations de l'épine, il est à remarquer que les courbures pathologiques du rachis offrent une résistance plus grande aux moyens curatifs en général chez les sujets d'une nature sèche et qui présentent un grand développement et une coloration foncée du système pileux que chez ceux qui offrent les caractères du tempérament lymphatique. Chez les premiers, qui se rapprochent en beaucoup de points des rachitiques, l'accroissement est lent, les déformations du squelette sont plus profondes, et le tissu osseux paraît offrir une résistance particulière. Chez les seconds, au contraire, on remarque très-souvent, dans leur développement physique, une rapidité qui vient puissamment en aide à la thérapeutique,

On obtient, en général, une restauration de la forme d'autant plus parfaite que le sujet est plus jeune, la perte de hauteur des disques et des corps vertébraux du côté de la concavité des courbures pouvant alors se réparer plus facilement par l'effet de l'accroissement. Néanmoins, il importe de remarquer que le traitement doit être plus prolongé, toutes choses égales d'ailleurs, chez les très-jeunes enfants que chez ceux qui sont plus avancés en âge. En effet, chez les premiers, le peu d'amplitude des courbures offre moins de prise à l'action des moyens curatifs et spécialement des appareils, et, de plus, il importe de se prémunir contre une rechute possible, en insistant plus longtemps sur le traitement, parce que l'apparition de la puberté constitue plus tard une époque critique si, par l'élan imprimé à la nutrition, le système osseux n'a pas acquis une résistance suffisante. Aussi les sujets qui se trouvent dans les conditions les plus favorables sont-ils ceux chez lesquels la déviation de l'épine a débuté, comme il arrive du reste le plus souvent, vers l'âge de douze à quatorze ans. La menstruation s'établissant vers cette époque, un traitement concomitant offre les plus grandes chances de succès, car l'individu traverse alors la dernière phase de son développement et n'a plus à craindre plus tard une nouvelle modification organique qui pourrait exercer une influence fâcheuse.

Il est à peine besoin de faire ressortir la gravité qu'imprime au pronostic l'ancienneté de la déformation. Aussi ne saurions-nous trop insister sur la nécessité de commencer un traitement sérieux dès les premiers linéaments de la déviation rachidienne. Malheureusement il existe à ce sujet un préjugé extrêmement fâcheux, qui est de croire qu'une déviation de l'épine au début peut disparaître par les seuls progrès de l'âge et du développement. C'est là une erreur qui compromet l'avenir physique d'un grand nombre d'enfants, et d'autant plus difficile à détruire qu'elle s'accorde trop bien avec l'inertie souvent coupable de certains parents. Il peut arriver, quoique assez rarement, qu'une légère incurvation du rachis, qu'une *mauvaise tenue*, suivant l'expression du vulgaire disparaissent plus tard, parce qu'ici il n'y avait pas encore déformation des éléments articulaires de l'épine ou des corps vertébraux, mais dès que cette déformation existe à un degré appréciable, que les courbures pathologiques offrent une certaine amplitude et ne disparaissent pas dans la position horizontale, et enfin que le mouvement de rotation des vertèbres sur leur axe a amené un commencement de voussure du thorax en arrière, ou pour mieux dire un commencement de gibbosité, il n'est que temps d'attaquer vigoureusement le mal, car ses progrès suivraient une marche fatale.

Mais faut-il abandonner à eux-mêmes les sujets chez lesquels la déformation a pris un tel développement qu'on ne peut espérer la restauration même bien incomplète de la forme? Nous ne le pensons pas, et nous croyons qu'on doit lutter encore et toujours pour empêcher que la déformation, en augmentant par les progrès de l'âge, n'altère de plus en plus les fonctions des organes digestifs et respiratoires. Même dans ces cas extrêmes, il est possible d'améliorer la position des sujets gibbeux en transmettant au bassin par l'intermédiaire de tuteurs une partie du poids du corps pour soulager d'autant le rachis et de rendre à leur thorax, par les exercices qui mettent spécialement en jeu les muscles inspirateurs, une amplitude compatible avec une santé relative. C'est là un avantage sérieux, si l'on songe à la gravité particulière qu'acquièrent chez eux les affections pulmonaires même les plus légères en apparence en diminuant le champ déjà très-restreint de l'hématose.

Au point de vue purement orthopédique, la forme et le siége des courbures ont une importance capitale.

Les courbures à grand rayon offrent en général des conditions de curabilité plus avantageuses que les courbures à faible rayon. En effet, dans le premier cas [1], la déformation se répartissant sur un plus grand nombre de vertèbres, chacune d'elles présente une moins grande différence de hauteur entre les deux moitiés latérales, et il est plus facile, par le développement physique imprimé au sujet, de faire disparaître, ou tout au moins de diminuer cette irrégularité. Dans le second cas, au contraire [2], surtout pour les vertèbres qui occupent le centre des courbures et qui sont les plus déprimées, la différence de hauteur entre leur deux moitiés latérales, est plus grande et plus difficile à réparer. Il faut considérer de plus que, dans les courbures à grand rayon, l'affaissement des disques intervertébraux produit en grande partie l'inclinaison des vertèbres les unes sur les autres, inclinaison qui, pour les courbures à faible rayon, résulte plus particulièrement de l'affaissement du tissu osseux.

Si l'on considère l'influence du siége des courbures sur leur degré de curabilité, on observe que lorsque la courbure principale occupe la région dorsale, comme c'est du reste le cas le plus ordinaire, le pronostic

---

[1] Voir la note II, fig. 5.
[2] Voir la note II, fig. 6.

est beaucoup plus favorable [1] que lorsque cette courbure a son siége à la région lombo-dorsale [2]. Quoique, dans le premier cas, l'aspect général soit souvent plus disgracieux à cause de l'élévation de l'épaule correspondant à la gibbosité dorsale, il ne faut pas s'en laisser imposer par cette gravité de la déformation en apparence plus grande, car on peut s'attaquer avec beaucoup plus d'avantage à une gibbosité dorsale même très-prononcée qu'à la saillie des vertèbres lombaires. Lorsqu'en effet la courbure principale occupe la partie supérieure du rachis, la gibbosité, étant produite par la courbure et la saillie des *vraies côtes* qui sont solidement liées entre elles par l'intermédiaire du sternum et forment corps, pour ainsi dire, offre un point d'appui solide à l'action des appareils, tandis qu'à la région inférieure du tronc, il est beaucoup plus difficile d'atteindre le rachis à travers l'épaisseur des tissus du flanc.

En résumé, lorsque l'on considère avec impartialité les résultats de l'orthopédie en ce qui concerne le traitement des déviations de l'épine, il est impossible de méconnaître ses réels services. Si, dans tous les cas de malformations, il n'est pas toujours possible, par les moyens dont elle dispose, d'arriver au rétablissement complet de la forme, on peut affirmer néanmoins qu'elle obtient ce résultat ou en approche dans un nombre de cas beaucoup plus considérable qu'on ne le croit généralement et que, sous ce rapport, elle n'a rien à envier aux autres branches de la chirurgie réparatrice.

[1] Voir la note II, fig. 7.
[2] Voir la note II, fig. 8.

NOTE I

La supérorité indiscutable que nous avons reconnue aux appareils horizontaux à pression latérale nous a conduit à les adopter d'une manière à peu près générale. Nous avons donc cherché à les réduire à la plus grande simplicité, et voici les modèles que nous avons adoptés et dont nous croyons utile de donner ici la description.

Le premier appareil (fig. 1 et 2) se compose d'un châssis TT fixé sur un bâtis en

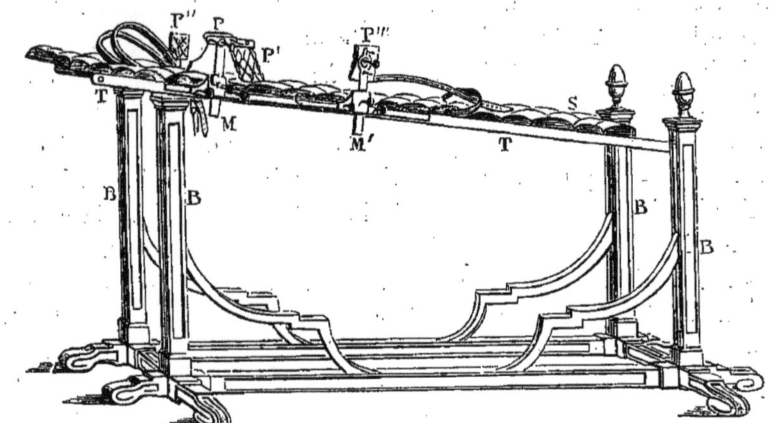

Fig. 1.

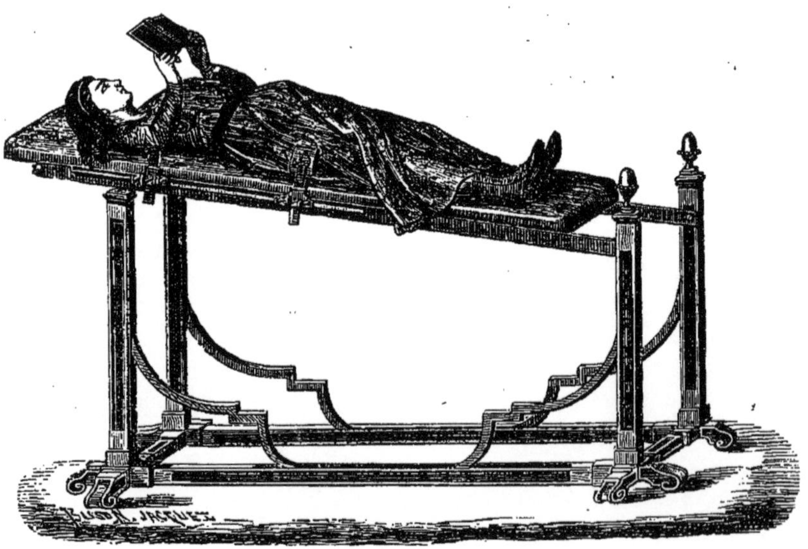

Fig. 2.

bois BB. Sur ce châssis, dont on peut à volonté faire varier l'inclinaison, repose une planche S, recouverte d'un matelas un peu ferme qui sert de sommier.

Les deux faces latérales du châssis sont munies de coulisseaux C, dans lesquels glissent, parallèlement à leur grand axe, des pièces en cuivre G percées de deux coulisses, l'une horizontale, qui s'emboîte dans le coulisseau, l'autre verticale, qui donne passage à des montants MM' servant de supports aux plaques, pièces essentielles de l'appareil.

Ces plaques PP'P''P''' sont de deux sortes et destinées, les unes à agir sur les courbures, les autres à maintenir simplement la position du sujet. Les premiers PP' sont formées de lames de tôle d'acier flexible rembourrées et légèrement cintrées pour s'adapter à la forme du thorax, et sont fixées par leur bord supérieur à une pièce en fer, à laquelle s'adapte une vis à filet carré qui sert à les faire mouvoir et qui traverse *obliquement* un montant M en forme de T au point de jonction des deux branches. Deux guides, qui traversent la branche horizontale du T de chaque côté de la vis, servent à empêcher tout mouvement de bascule ou de latéralité de la plaque.

Pour la courbure dorsale, la plaque P est échancrée à l'un de ses angles supérieurs, de manière à pouvoir embrasser l'épaule et à exercer son action sur un point du thorax aussi élevé que possible.

Pour la courbure lombaire, la plaque P' offre la forme d'une simple lame allongée quadrangulaire.

Pour offrir plus d'élasticité et se mouler plus exactement sur le thorax, les plaques destinées à agir sur les courbures sont construites, dans certains cas, non plus d'une seule pièce, mais de plusieurs segments de tôle d'acier d'épaisseur différente, rivés les uns sur les autres dans le sens horizontal et disposés ainsi en forme de jalousies.

Les plaques P''P''', qui ont seulement pour but de maintenir la position du sujet, sont constituées simplement par des feuilles de tôle bien rembourrées. Leur forme est quadrangulaire, plane pour la plaque P'', qui s'applique sous l'aisselle du côté concave de la courbure dorsale pour empêcher le tronc d'échapper à l'action de la plaque flexible P, organe fondamental de l'appareil, cintrée pour la plaque P''', qui s'applique contre la hanche du côté concave de la courbure lombaire en embrassant le bassin par une large surface et remplit le même rôle relativement à la plaque P'. Des vis, fixées à leur centre et qui traversent le montant M' servent à les faire mouvoir tandis que des guides dirigent leur mouvement.

La manœuvre de cet appareil n'offre aucune difficulté. Au moyen des vis adaptées aux plaques et des coulisses dans lesquelles glissent les montants qui les supportent, il est facile de faire prendre à ces plaques toutes les positions possibles dans l'espace, puisqu'elles sont mobiles dans les trois dimensions, et, après quelques essais, de les disposer de telle sorte *que leur action s'exerce réellement suivant la normale à la courbure des côtes déformées*. A une grande simplicité de construction cet appareil réunit donc l'avantage de ne gêner en rien le libre développement des organes respiratoires; son action étant parfaitement localisée à la partie postérieure du tronc, et mise en jeu par une force inhérente au sujet lui-même et proportionnelle à son âge, car c'est en réalité le propre poids du sujet qui produit l'effet mécanique en appliquant les côtes contre les plaques flexibles, qui font ici l'office de mains. L'appareil porte donc ainsi en lui-même le régulateur automatique de son action.

Nous employons également avec avantage, dans certaines formes déterminées de scoliose, un appareil dont se servait déjà Charles Pravaz, et dans lequel le poids du corps est plus spécialement encore utilisé comme agent de redressement.

Cet appareil, représenté dans les figures 3 et 4, est composé d'une série de

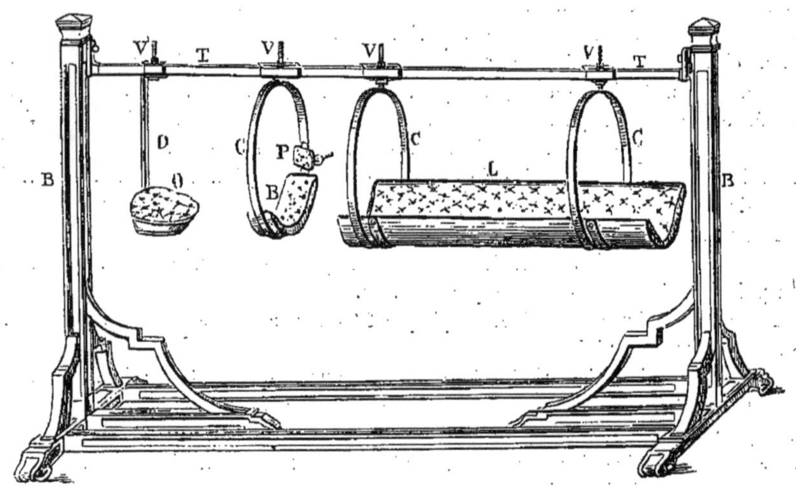

Fig. 3.

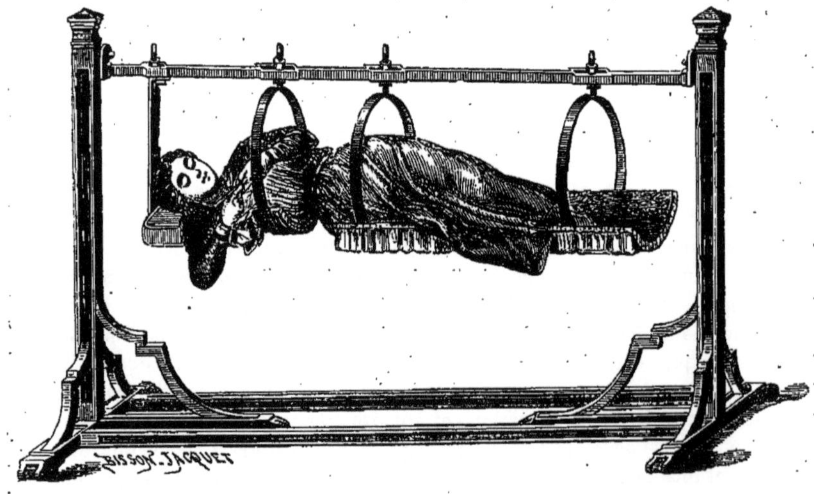

Fig. 4.

segments O B L, suspendus par la tige D et les cerceaux C C C à une barre de fer T T légèrement inclinée sur l'horizon et fixée à un bâti en bois B B. Ces segments, au nombre de trois et composés de pièces en bois fortement rembourrées, peuvent s'élever et s'abaisser à volonté au moyen des vis V V V V qui traversent la barre T T. Le supérieur O sert en quelque sorte d'oreiller et supporte la tête du sujet. Sur l'inférieur L, en forme de berceau, reposent le bassin et les membres inférieurs. Sur le moyen B, légèrement excavé et un peu plus élevé que les deux autres, s'applique la partie déformée du thorax, le sujet étant couché sur le côté convexe de la courbure dorsale et légèrement renversé en arrière, comme l'indique la figure 4. Une plaque P sert de dossier et soutient le tronc en arrière dans cette position. Le tronc est donc soulevé de telle sorte que la courbure dorsale est renversée par l'action que le poids de la tête et des épaules d'un côté, du bassin et des membres inférieurs de l'autre, exercent sur les deux extrémités de l'arc.

Cet appareil n'est applicable qu'aux courbures dorsales prédominantes et à grand rayon. Il ne convient également que dans le cas où les côtes qui constituent la gibbosité n'offrent pas vers leur angle une courbure trop aiguë. Dans ce cas, en effet, l'emploi de cet appareil, tout en exerçant une action avantageuse au point de vue du redressement de la courbure du rachis, tendrait d'un autre côté à exagérer la gibbosité.

Dans la cyphose, nous mettons en usage un appareil très-simple et où le poids du sujet est également l'unique agent du redressement du rachis.

Sur un plan incliné semblable à celui de l'appareil représenté dans les figures 1 et 2, nous disposons transversalement une sorte de billot légèrement convexe, fortement rembourré et dépassant de quelques centimètres seulement le plan du lit. Le sujet étant couché sur le dos, la partie centrale de la courbure du rachis repose sur ce billot, et le poids des épaules d'une part, du bassin de l'autre, suffit pour ouvrir la courbure et en obtenir le redressement graduel. On augmente, du reste, la hauteur du billot à mesure que l'arc se rapproche d'une ligne droite.

NOTE II

Pour rendre plus claire notre démonstration nous croyons devoir donner ici les figures de moules représentant les principales formes de scoliose avec les résultats que nous avons obtenus.

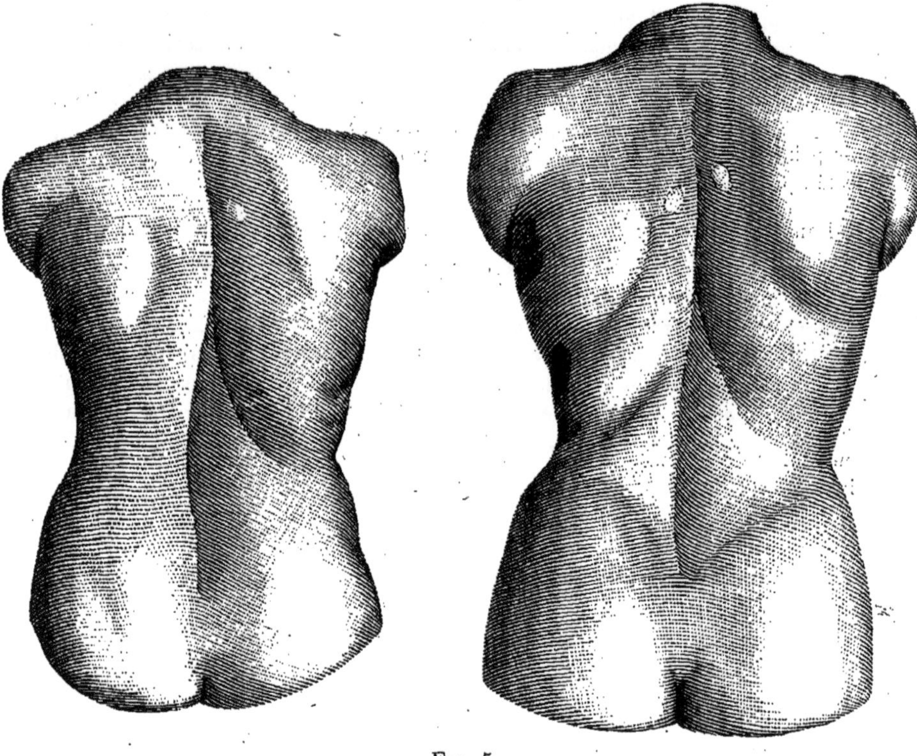

Fig. 5.

Garçon. — Scoliose ambilatérale. Courbure principale à convexité tournée à droite et à grand rayon. Gibbosité déjà très-sensible. Durée du traitement: un an.

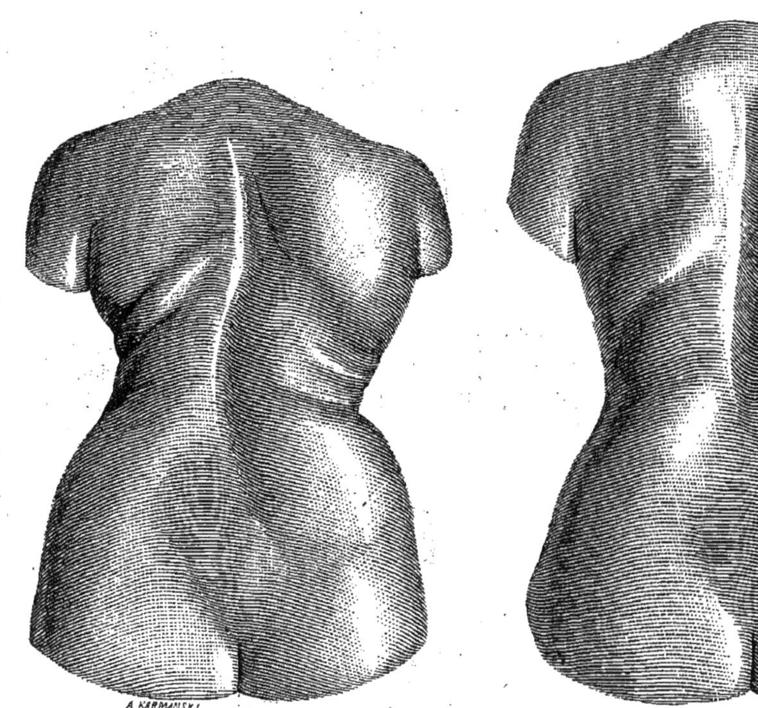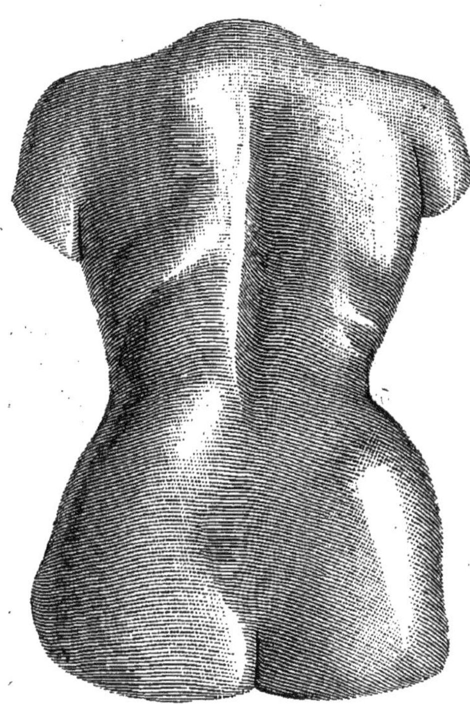

FIG. 6.

JEUNE FILLE. — Scoliose ambilatérale. Coúrbures dorsale et lombaire à peu près de même rayon et par conséquent assez courtes. Prédominance de la courbure lombaire. Durée du traitement : deux ans. *(Collection de Charles Pravaz.)*

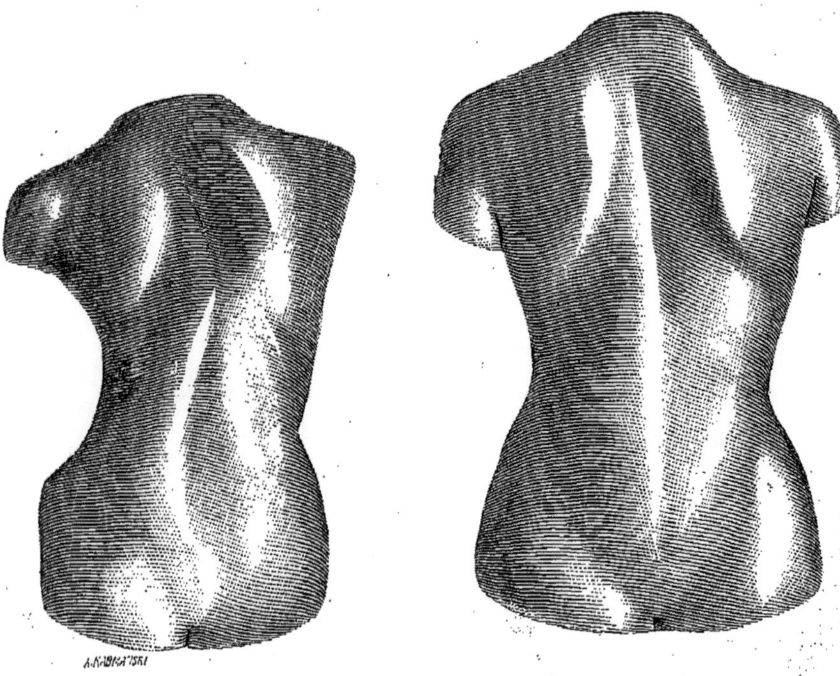

FIG. 7.

JEUNE FILLE. — Scoliose ambilatérale. Courbure principale située à la région dorsale et à convexité tournée à droite. Gibbosité très-prononcée. Durée du traitement : seize mois.

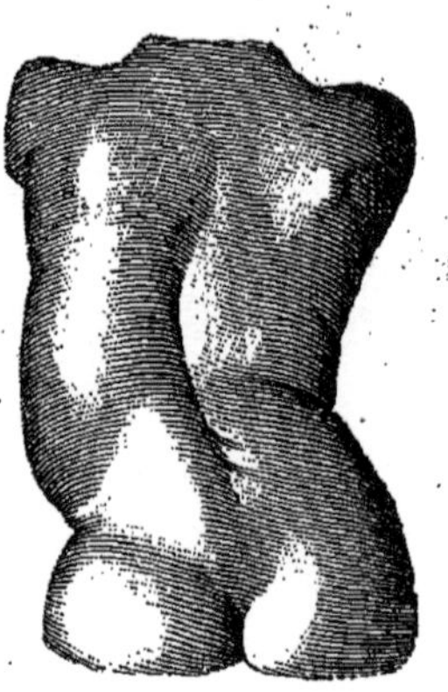
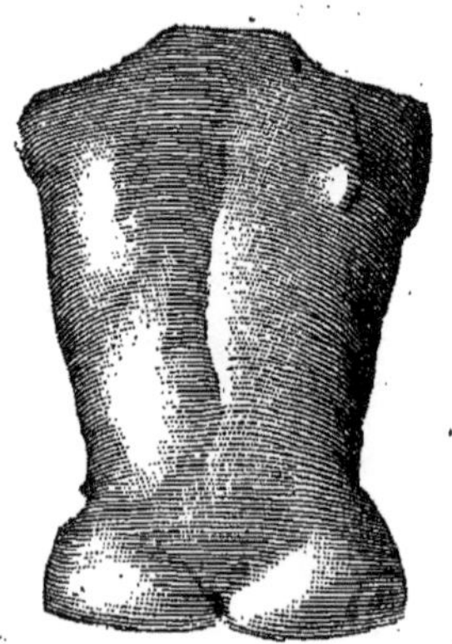

FIG. 8.

JEUNE GARÇON DE TROIS ANS. — Rachitisme généralisé avec énorme développement du crâne. Scoliose avec courbure principale à la région lombaire et à convexité tournée à gauche. Gibbosité dorso-lombaire. Durée du traitement : un an.

LYON. — IMPRIMERIE PITRAT AINÉ, RUE GENTIL, 4.

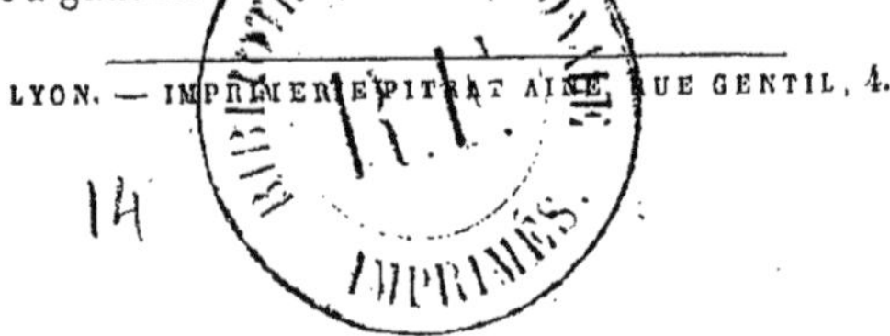

DU MÊME AUTEUR

ESSAI SUR LE TRAITEMENT DES ANÉVRISMES par les injections de perchlo-
rure de fer (méthode Pravaz), *Thèse inaugurale.* Paris, 1857.

**DES EFFETS PHYSIOLOGIQUES ET DES APPLICATIONS THÉRAPEUTIQUES
DE L'AIR COMPRIMÉ.** In-8, Paris, J. B. Baillière et fils, 1859.

ESSAI SUR LES DÉVIATIONS LATÉRALES DE LA COLONNE VERTÉBRALE.
Ouvrage couronné par la Société médico-chirurgicale d'Amsterdam. In-4.
Amsterdam, C. G. Van der Post. 1862.

**DE L'EMPLOI ET DU MODE D'ACTION DE L'AIR COMPRIMÉ DANS LE TRAI-
TEMENT DES DIFFORMITÉS DU THORAX.** In-8, Lyon, Mégret, 1863.

DE LA CURABILITÉ DES LUXATIONS CONGÉNITALES DU FÉMUR. Gr. in-8,
Lyon, Vingtrinier, 1864.

**DES INDICATIONS DU REDRESSEMENT BRUSQUE ET DES TRACTIONS LENTES
DANS LE TRAITEMENT DE L'ANKYLOSE DE LA HANCHE.** In-8. Lyon, Vingtrinier, 1865.

**DE L'APPLICATION DE L'AIR COMPRIMÉ AU TRAITEMENT DE LA SURDITÉ
CATARRHALE.** In-8. Grenoble, Allier. 1866.

**OBSERVATIONS ET RÉFLEXIONS SUR UN CAS DE LUXATION CONGÉNITALE
DU FÉMUR.** In-8, Lyon, Vingtrinier, 1869.

DE L'ORTHOPÉDIE. In-8, Lyon, Pitrat aîné, 1873.

OBSERVATION DE CONTRACTURE DU TRAPÈZE. In-8, Lyon, Pitrat aîné, 1874.

LYON. — IMPRIMERIE PITRAT AÎNÉ, RUE GENTIL, 4

www.ingramcontent.com/pod-product-compliance
Ingram Content Group UK Ltd.
Pitfield, Milton Keynes, MK11 3LW, UK
UKHW021157140726
13695UKWH00005B/2191